TU ENTRENADOR PERSONAL

Título: *Tu entrenador personal*

© 2014 Fernando Orpinell

© 2014 Patricia Soler Vico, por las ilustraciones

© 9 Grup Editorial
Lectio Ediciones
c/ Muntaner, 200, ático 8.ª
08036 Barcelona
T. 93 363 08 23 / F. 93 363 08 24
www.lectio.es
lectio@lectio.es

Primera edición: septiembre de 2014
ISBN: 978-84-16012-24-4
DL T 994-2014
Impreso en Romanyà Valls, S.A.

Fernando Orpinell

TU ENTRENADOR PERSONAL

30 ejercicios para ponerte en forma
en cualquier momento y lugar

Ilustraciones de Patricia Soler

Cuadrilátero
de libros

Dedicado a Santy, a Lole,
y a Susana Marinelli

«La persona que usa su inteligencia con respecto a su dieta y sus hábitos de descanso, y que se ejercita de manera adecuada, está, sin lugar a dudas, tomando la mejor medicina preventiva ofrecida gratuita y abundantemente por la naturaleza.»

Joseph H. Pilates, creador del método Pilates

«Antes de cambiar el mundo, da tres vueltas por tu propia casa.»

Proverbio chino

Índice

Propósito

Este libro, en un primer momento, surgió como la necesidad profesional de planificar una rutina de ejercicios para mis clientes que viajan con asiduidad y como complemento para el trabajo que realizamos semanalmente. Fue durante la elaboración de estas planificaciones cuando comprendí que debía compartir esta idea, englobando soluciones para todo tipo de personas, en un formato ágil y sencillo.

El resultado de todo ello lo tienes en tus manos. Te presento un programa de actividad física pensado para realizarse en una habitación de hotel o en cualquier espacio reducido disponible, hecho a tu medida y tus posibilidades físicas.

Si has llegado hasta aquí, significa que, o bien buscas un cambio, o necesitas herramientas que te ayuden a mejorar.

El bienestar físico es el primer requisito para la felicidad, decía Joseph H. Pilates (de quien recomiendo su libro *Return to Life trough Contrology*, de 1945), y yo estoy completamente de acuerdo. Te deseo que este libro resulte un instrumento útil en ese camino. En mi caso, el deporte y la actividad física me han ayudado a comprender cosas; a superarme personalmente e iniciar una búsqueda de consciencia. Me han hecho observar cosas que antes era incapaz de ver. Ojalá esto pueda ser la chispa que encienda tu fuego. El movimiento va a ayudarte a estar mejor, a sentirte seguro, apto y feliz. Recuerda que el deporte es solo uno de los aspectos que debemos cuidar.

Despertar nuestra consciencia sobre nuestros hábitos va a generar cambios internos evolutivos. ¿Qué y cómo estoy comiendo? ¿De qué manera estoy respirando? Realizar este tipo de planteamientos me ha funcionado como una manera de evolución y de autoconocimiento. Sugiero que te contemples y que te cuestiones cómo vives. Detente un momento, en tu vorágine del día, a observar cómo estás respirando. Piensa qué alimentos estás llevando a tu plato o en tu universo cercano, tu cuerpo, tus hábitos... Tu vida no va a cambiar si tú no cambias. El verdadero cambio está en uno mismo. Dicho esto, ¡te invito a dejar el sofá y pasar a la acción! Menos televisión, ordenador y redes sociales. Sentado no vas a arreglar tu mundo. Actívate, muévete. ¡El movimiento es vida!

La actividad física, un hábito necesario

Descripción y prescripción de la actividad física

A la hora de encarar una actividad física, nos podemos sentir un poco perdidos. Existe mucha información desperdigada en medios o redes sociales, en el consejo de alguna revista de lectura fácil (que nos cuenta qué deporte practican las supermodelos o las actrices de moda), o bien, lo que nos recomiendan nuestros amigos o compañeros de trabajo. ¿Qué es lo mejor? Pues eso depende de cada uno, de los objetivos que tengamos en mente, el tiempo disponible, la situación geográfica, el historial deportivo y de lesiones, las limitaciones físicas, la edad, los recursos económicos de que dispongas, etc.

Probablemente lo más importante es que, hagas la actividad que hagas, te resulte cómoda a nivel logístico (el gimnasio o club más cerca de tu casa o tu trabajo siempre es una buena opción) y, sobre todo, que practiques algo que te guste (si no te gustan los golpes, no te apuntes a boxeo, por ejemplo). Es importante dejarse aconsejar para trasladar tu inexperiencia a un profesional. Si se te avería el coche, vas al mecánico; si te duele una muela, vas al dentista. Si queremos hacer deporte, hay que acudir a un especialista, alguien que dedica su vida a la actividad física.

Una vez que te encuentras bajo asesoramiento de alguien competente y que ya has desarrollado una planificación adecuada para ti, es necesario que entiendas que, para conseguir tus objetivos, se trata de ser constante. No es algo que vas a hacer en dos meses o tres, antes del verano, y luego vas a abandonar por un tiempo prolongado. El ejercicio físico es un hábito que tienes que adoptar como forma de vida (¡por eso es importante que sea algo que te guste!). Hay que entender el deporte como si fuera algo tan necesario como cepillarse los dientes (¡ciertamente lo es!). Tendrás semanas más difíciles, meses que puedas entrenar menos o más, pero es algo que tienes que seguir siempre. No se puede dejar. Por supuesto que es conveniente adaptarlo a un montón de vicisitudes cotidianas: puedes volver caminando del trabajo a tu casa o en bici, pero hay que intentar no abandonar. ¡Hay que moverse!

Dentro de los beneficios que nos aportan el ejercicio físico y las necesidades de acondicionamiento de nuestro cuerpo, podemos hacer algunas especificaciones. Hace un tiempo, un médico, profesor universitario, me aseguró que de lo que más nos tenemos que preocupar a la hora de hacer ejercicio es del corazón y la columna. Necesitamos un corazón fuerte y una columna sana. De poco nos van a servir unos bíceps hercúleos si cuando nos agachamos a poner una lavadora nos quedamos clavados, ¿verdad? La importancia de un sistema cardiovascular apto no es algo que necesitemos aclarar mucho. Si subes unas escaleras y te ahogas, es que puedes mejorar cosas ¿No crees?

Dentro de los ejercicios cardiovasculares encontramos muchas variantes: correr, ir en bicicleta, remo, natación, jugar al fútbol, rugby, tenis, etc. Todas son buenas si se practican a consciencia y de manera segura.

Por otra parte, son casi infinitas las variantes de actividades físicas que podemos hacer dentro de una instalación o centro deportivo. Pesas, clases dirigidas (con todas sus variedades), boxeo, artes marciales o deportes de contacto, por citar algunas. Todas aportan ciertos beneficios.

Personalmente, me gusta mucho entrenar al aire libre, me brinda muy buenas sensaciones y me sirve para desconectar mi mente, que, como la de todos vosotros, muchas veces va a demasiadas revoluciones.

Sin embargo, en este libro voy a hacer especial mención a dos técnicas de ejercicio: el yoga y el pilates; en estas dos actividades se basa principalmente el programa de ejercicios que os presento.

Tanto una como otra, trabajan y refuerzan nuestra columna, el verdadero sostén de nuestro esqueleto. Estas dos actividades tienden a desarrollar una conexión consciente entre cuerpo y mente, ofreciéndonos así un plus que otras disciplinas no otorgan.

Presentación de la guía de ejercicios

Aunque esta guía de ejercicios está principalmente basada en ejercicios de pilates, la forma de encararlos escapa un poco a la concepción más fundamentalista de esta disciplina. Para gran parte de la sesión necesitaremos solo un mat —la colchoneta o esterilla usada en la práctica de yoga o pilates— y algo de espacio.

En principio puede realizarla cualquier persona, aunque es necesario tener en cuenta las propias limitaciones y, en caso de existir alguna lesión o dolencia física, es recomendable la supervisión de un profesional de la salud.

Con la práctica de esta rutina, que puede ser cotidiana (al menos debe ser ejecutada un par de veces a la semana), conseguiremos mejorar la flexibilidad, el equilibrio y el control, además de fortalecer el abdomen, tronco y centro del cuerpo, respondiendo no solo a fines estéticos, sino que actuará como complemento a cualquier tipo de programación de acondicionamiento físico, de readaptación, tonificación o de pérdida de peso.

La guía se estructura en cinco «series» (inicio, columna, abdominal, piernas, fuerza), como verás a continuación, y puedes ejecutarlas en su totalidad o bien parcialmente.

Si hay algún ejercicio que te resulta difícil, no te preocupes, pasa al siguiente, y lo intentas la próxima vez. Procura no parar entre ejercicios y cumplir con el programa con fluidez.

No te olvides de respirar. Gideon Avrahami, un gran maestro de pilates, me dijo: «La respiración es el elemento que mueve el cuerpo. Cada movimiento es iniciado por la respiración y se mueve con ella»[1]. Intenta concentrarte en tu práctica. Sé consciente de tus movimientos y tu respiración.

¡Disfruta!

---

[1] Gideon Avrahami, profesor y formador de pilates israelí de larga trayectoria profesional, fue bailarín, coreógrafo y profesor de técnica Alexander. A día de hoy continúa educando profesionales.

Programa de ejercicios

Gato

Repite esta secuencia de movimiento 5 veces.

Ideal para comenzar a movilizar y estirar la columna. Conecta la respiración con el movimiento.

Posiciónate en cuadrupedia, es decir a cuatro patas, sobre el mat. Apoya las manos justo debajo de los hombros y las rodillas justo debajo de las caderas. Presiona las palmas de las manos contra el mat, separando bien los dedos. Los dedos de los pies deben estar apoyados firmemente. Inhala con la columna en posición neutra, es decir con las curvas de la columna en una posición anatómicamente correcta. (Imagen 1)

Exhalando profundamente redondea la columna. Imagina que quieres llevar el ombligo al techo. Procura vaciar los pulmones, forzando la exhalación. Relaja la cabeza y aleja tus hombros de las orejas. (Imagen 2)

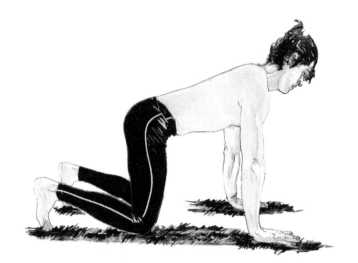

(Imagen 1)

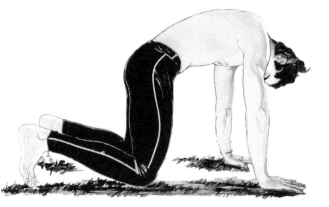

(Imagen 2)

Oleaje A

Repite esta secuencia de movimiento 5 veces.

Esta secuencia nos ayuda a activar músculos y articulaciones. Estira la espalda y promueve la concentración gracias al vínculo necesario de la respiración con el movimiento.

Túmbate boca abajo con las piernas extendidas y ligeramente separadas. Recoge el ombligo hacia adentro y hacia arriba. Coloca tus manos debajo de tus hombros, apuntando con tus codos hacia el techo y manteniéndolos pegados al cuerpo. (Imagen 1)

Inhalando colócate en cuadrupedia. Cerciórate de que las manos están apoyadas justo debajo de los hombros y las rodillas debajo de la cadera. Presiona las palmas de las manos contra el mat, separando bien los dedos. Los dedos de los pies deben estar apoyados. (Imagen 2)

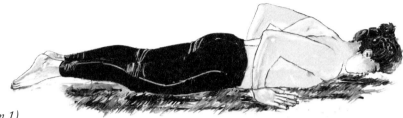

(Imagen 1)

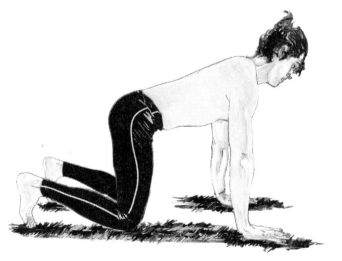

(Imagen 2)

Exhalando lleva la cadera hacia los talones. Extiende los pies en el mat. Intenta que tus manos no se desplacen. Relaja la cabeza y aleja los hombros de las orejas. (Imagen 3)

Inhalando regresa a cuadrupedia. Mantén tu espalda recta y los hombros relajados. Tus manos (con sus dedos bien extendidos) deben estar apoyadas justo debajo de los hombros y las rodillas debajo de la cadera. Afirma los dedos de los pies en el mat. (Imagen 4)

Exhalando vuelve a tumbarte boca abajo, llevando el pecho entre las manos. Procura que tu barriga no llegue antes al suelo que tus pectorales. Activa tu abdomen y acerca tus codos a las costillas. (Imagen 5)

Si tienes molestias en las rodillas puedes colocar un cojín debajo. Si tus pies están incómodos en extensión, flexiónalos.

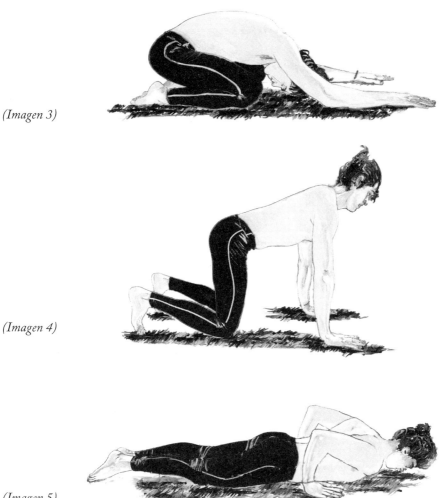

(Imagen 3)

(Imagen 4)

(Imagen 5)

Oleaje B
Repite esta secuencia de movimiento 5 veces.

Esta secuencia de movimiento profundiza el trabajo de la anterior. Estira la espalda y la musculatura posterior de las piernas. Favorece la conexión de la mente con el cuerpo debido al flujo de respiración que mantenemos mientras ejercitamos.

Comienza tal cual terminaste la serie anterior, es decir, tumbado boca abajo con las piernas extendidas y ligeramente separadas. Recoge el ombligo hacia adentro y hacia arriba. Asegúrate de que tus manos estén apoyadas debajo de tus hombros. Apunta tus codos hacia el techo, manteniéndolos cerca de las costillas. (Imagen 1)

Inspirando muévete a posición de cuadrupedia. Asegúrate de que tus manos están apoyadas justo debajo de los hombros y las rodillas debajo de la cadera. Presiona las palmas de las manos con los dedos bien abiertos contra el mat. (Imagen 2)

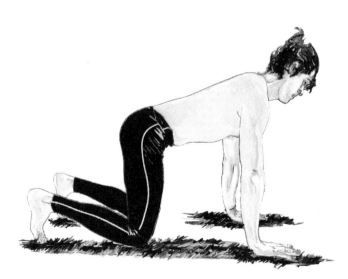

(Imagen 1)

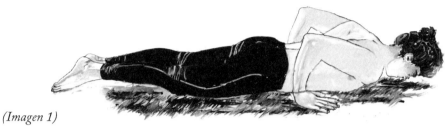

(Imagen 2)

Exhalando levanta tus rodillas y lleva la cadera hacia el techo. Presiona tus manos contra el mat. Intenta extender tus piernas; si es posible, apoya tus talones en el mat. Extiende y separa los dedos de los pies. Recoge el ombligo hacia la base de tu columna. Relaja la cabeza. Intenta juntar tus escápulas (omóplatos). Toma tres respiraciones completas en esta posición.

Si esto es demasiado para ti, flexiona un poco tus rodillas, eleva un poco los talones y levanta un poco más la cadera desde el empuje de tus manos. *(Imagen 3)*

Inhalando vuelve a postura de cuadrupedia. Mantén la espalda recta y el cuello estirado. Relaja los hombros. Distribuye el peso sobre manos y rodillas equilibradamente. (Imagen 4)

(Imagen 3)

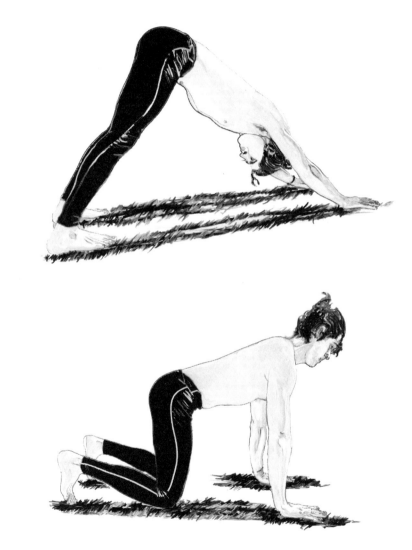

(Imagen 4)

Expulsa el aire de tus pulmones llevando la cadera hacia los talones. Extiende los pies en el mat. Conserva tus brazos extendidos y las palmas de las manos abiertas. Relaja la cabeza y aleja los hombros de las orejas. (Imagen 5)

Si tienes molestias en las rodillas puedes colocar un cojín debajo. Si tus pies están incómodos en extensión, flexiónalos.

Tomando aire vuelve a cuadrupedia. Revisa la alineación de tu espalda, cuello, hombros, manos, rodillas. (Imagen 6)

Expulsa el aire mientras vuelves a llevar tu cuerpo a la posición de inicio, tumbado boca abajo. Intenta no separar los codos del cuerpo y que tu pecho vuelva al mat al mismo tiempo que tu abdomen y no después. (Imagen 7)

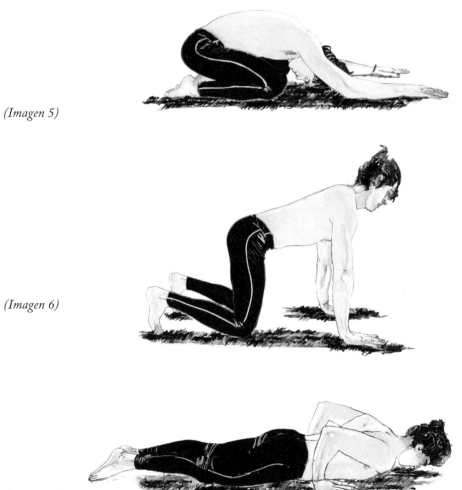

(Imagen 5)

(Imagen 6)

(Imagen 7)

Cien

Repite esta secuencia de movimiento 10 veces.

Este ejercicio funciona como una excelente activación para tus abdominales. El ritmo respiratorio de ejecución ayuda a preparar aún más a tu cuerpo, predisponiéndolo para los ejercicios siguientes.

Túmbate boca arriba. Flexiona las piernas y deja la planta de los pies en el mat. Conecta tus talones, rodillas e isquiones (los huesos situados en la base de la pelvis). Recoge tu ombligo hacia adentro y hacia arriba. Coloca tus brazos a los lados del cuerpo. Conéctate conscientemente con tu respiración.

Flexiona el tronco. Levanta la cabeza y el pecho accionando tus abdominales. Alarga los brazos y separa las palmas de las manos del suelo (no demasiado). Extiende tus piernas hacia el techo y déjalas descender un poco. (Imagen 1)

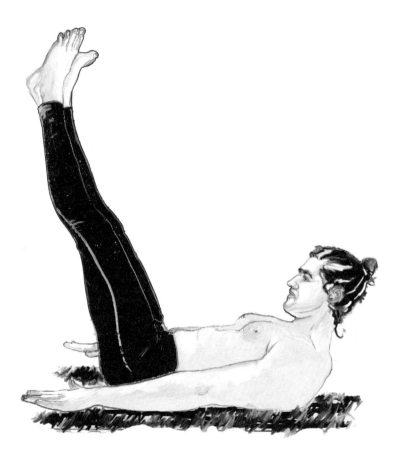

(Imagen 1)

Comienza a batir tus brazos arriba y abajo. Tus manos no deben tocar el suelo durante este movimiento. Realiza 5 movimientos de brazos acompañándolos con 5 inspiraciones, y ejecuta 5 movimientos coincidiendo con 5 exhalaciones (repite esta secuencia 10 veces). Mantén la mirada en tu ombligo. Intenta recoger hacia adentro la parte más baja de tu vientre y llevar la respiración hacia la espalda y las costillas. Evita una respiración abdominal. ¡Mueve los brazos con energía (sin flexionarlos) y coordínalos con la respiración! (Imagen 2)

Si notas tensión en tu cuello prueba a colocar un cojín debajo de la cabeza. Si hay demasiada tensión en la parte baja de tu espalda, mantén flexionadas las piernas o bien los pies apoyados en el mat. Este ejercicio constituye un reto: intenta mejorar su ejecución día a día.

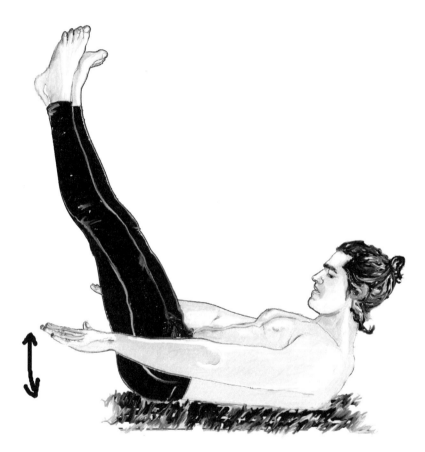

(Imagen 2)

Flexión del tronco hacia adelante
Repite esta secuencia de movimiento 6 veces.

Es una excelente manera de trabajar la articulación de la columna: buscamos «crear espacio» entre las vértebras. Mejora la flexibilidad de la musculatura posterior del cuerpo y fortalece los abdominales.

Túmbate boca arriba con piernas estiradas y juntas. Es importante conectar talones, rodillas e isquiones. Levanta los brazos hacia el techo e inspirando déjalos caer hacia atrás, hasta la altura de las orejas. (Imagen 1)

Exhalando alza la barbilla hacia el pecho y comienza a levantarte. Mantén los hombros lejos de tus orejas. Recoge el ombligo hacia la columna, activa tu centro del cuerpo (musculatura abdominal, glúteos, parte interna de los muslos). Intenta pasar tus manos por encima de tus pies (o hasta donde tu flexibilidad te lo permita). (Imagen 2)

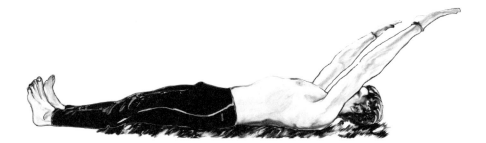

(Imagen 1)

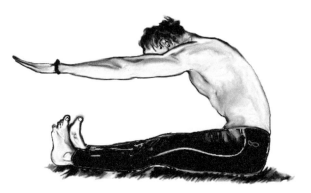

(Imagen 2)

Vuelve a rodar hacia atrás inspirando, dejando la columna vértebra a vértebra en el mat hasta volver a la posición de inicio. Tus piernas deben permanecer juntas durante todo el movimiento. Vuelve a expulsar el aire antes de comenzar otra repetición de la secuencia. (Imagen 3)

Si te resulta difícil incorporarte, flexiona tus rodillas y agárrate de tus piernas para ayudar al movimiento.

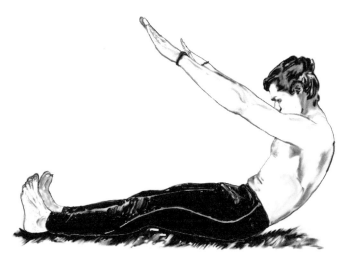

(Imagen 3)

Flexión del tronco hacia atrás
Repite esta secuencia de movimiento 5 veces.

Profundiza el trabajo anterior de articulación de la columna. Probablemente notarás cómo se estira tu espina dorsal. Refuerza los abdominales.

Túmbate boca arriba con los brazos extendidos a los lados del cuerpo y las palmas de las manos apoyadas en el suelo. Es importante conectar talones, rodillas e isquiones. Activa el abdomen, recoge el ombligo hacia adentro y hacia arriba. Levanta las piernas hacia el techo y exhalando déjalas caer un poco hacia el suelo. (Imagen 1)

Inspirando eleva la cadera y las dos piernas unidas y llévalas en paralelo al suelo. (Imagen 2)

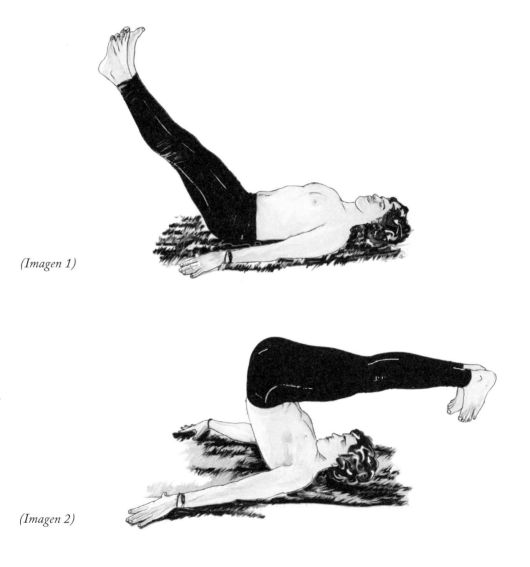

(Imagen 1)

(Imagen 2)

Vuelve a la posición inicial con control, dejando vértebra a vértebra en el suelo mientras exhalas. Inspira antes de ejecutar nuevamente el ejercicio. (Imagen 3)

¿Demasiado difícil para ti? Inténtalo flexionando tus piernas o bien realiza el movimiento de manera parcial, solo elevando la cadera. En ningún caso debes girar tu cabeza hacia los lados. Tu barbilla debe buscar el esternón.

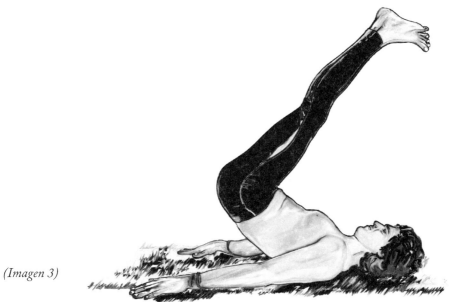

(Imagen 3)

Puente

Repite esta secuencia de movimiento 6 veces.

Insiste con el trabajo de articulación de la columna. Fortalece la parte posterior de las piernas. Estira el pecho y el cuello. El resultado es un estiramiento activo de los flexores de la cadera (excelente para personas que pasan mucho tiempo sentadas, por ejemplo).

Túmbate boca arriba con las piernas flexionadas y los pies apoyados en el suelo. Estira los brazos a los lados del cuerpo con las palmas de las manos firmes en el mat. Mantén los pies y las rodillas separados por el ancho de la cadera. (Imagen 1)

Inspirando eleva la pelvis todo lo que puedas. Intenta mantener la alineación de tus pies, rodillas y caderas (un error común es que tus rodillas se separen más de la cuenta). Exhalando de manera pausada, deja la espina dorsal otra vez en el mat, vértebra a vértebra. (Imagen 2)

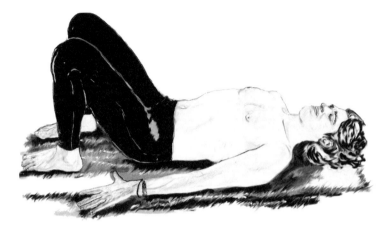

(Imagen 1)

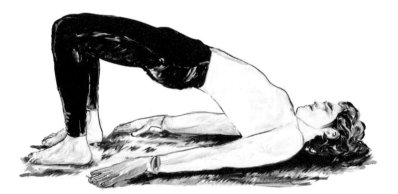

(Imagen 2)

Estiramiento de columna hacia adelante

Repite esta secuencia de movimiento 5 veces.

Flexibiliza la parte baja de la espalda y los músculos posteriores de las piernas. Ejecutado correctamente trabaja en profundidad la respiración y crea consciencia postural.

Siéntate con las piernas extendidas y tus pies flexionados separados por el ancho de los hombros (o poco más). Coloca tu espalda bien erguida y los brazos extendidos, paralelos al suelo, con las palmas de las manos hacia abajo. Activa tus piernas e intenta que tus pies estén mirando hacia al techo y no caigan hacia los lados. Levanta el pecho. Alarga el cuello desde la coronilla, la parte más alta del cráneo. Recoge el ombligo hacia adentro y hacia arriba. Imagina que tu espalda está apoyada en una pared. Inspira en esta posición de inicio. (Imagen 1)

Exhalando redondea la columna hacia delante.

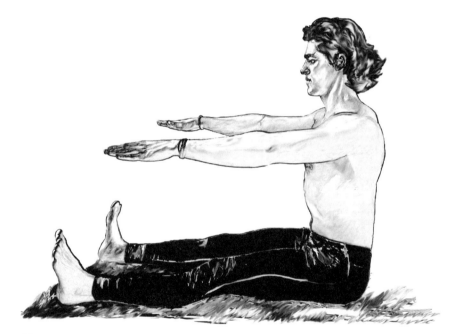

(Imagen 1)

Mantén los brazos paralelos al suelo (mientras la barbilla se acerca al pecho) y tus escápulas conectadas. Tus pies deben seguir flexionados mirando hacia el techo, tu abdomen activo con tu ombligo acercándose a la base de tu columna y tu cadera estable en el mat. Inspirando vuelve a la posición inicial. Imagina que vuelves a apoyar la espalda en la pared, vértebra a vértebra. (Imagen 2)

Si no logras que tu espalda esté recta en la posición de inicio, flexiona las rodillas o siéntate más alto colocando un soporte o cojín debajo de los isquiones.

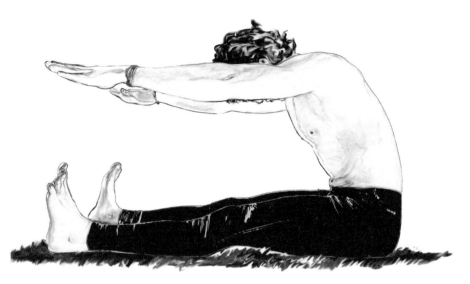

(Imagen 2)

Sierra

Repite esta secuencia de movimiento 5 veces a cada lado.

Ejercita la flexión y la rotación de la columna. Trabaja los abdominales, sobre todo los oblicuos, que forman parte de la musculatura lateral del abdomen. Supone otro gran trabajo de flexibilidad, control y consciencia corporal.

Siéntate con las piernas extendidas y los pies flexionados separados por el ancho de los hombros (o poco más). Coloca tu espalda recta con los brazos extendidos hacia los laterales y paralelos al suelo con las palmas de las manos hacia abajo. Intenta que tus pies se mantengan mirando hacia el techo y que no caigan hacia los lados. Eleva el pecho, intenta buscar espacio entre tus costillas y la cadera. Alarga la columna desde la coronilla. Inspira en esta posición inicial. (Imagen 1)

Exhalando, gira el tronco hacia tu izquierda, manteniendo la cadera estable (tus talones deben estar en la misma línea, si durante esta rotación uno de tus talones se adelanta es que tu cadera se está desplazando). Lleva la mano derecha hacia el pie izquierdo. Mira hacia la mano izquierda. Expulsa todo el aire fuera y regresa a la posición inicial inspirando. (Imagen 2)

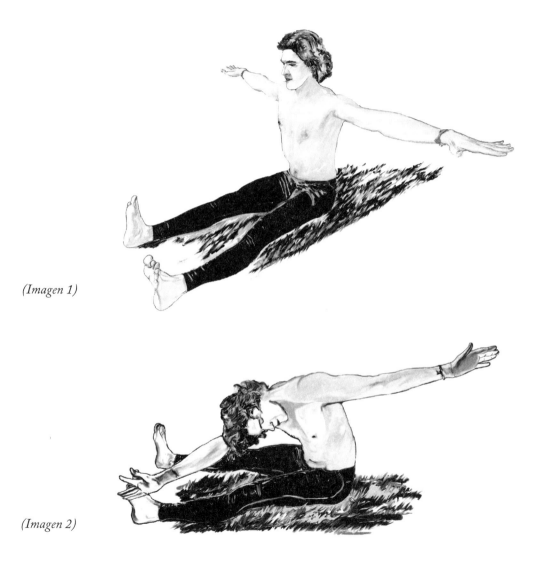

(Imagen 1)

(Imagen 2)

Realiza la misma ejecución hacia el otro lado mientras vuelves a expulsar el aire de tus pulmones. Estabiliza tu cadera y utiliza tus músculos abdominales para realizar la rotación de tu tronco. Mantén los pies flexionados. (Imagen 3)

Si te sientes superado por el movimiento o muy incómodo o falto de flexibilidad, intenta doblar un poco las rodillas o siéntate más alto colocando un soporte o cojín debajo de los isquiones. Tal vez pueda ayudarte si apoyas en el mat la mano del brazo que te queda atrás en la rotación.

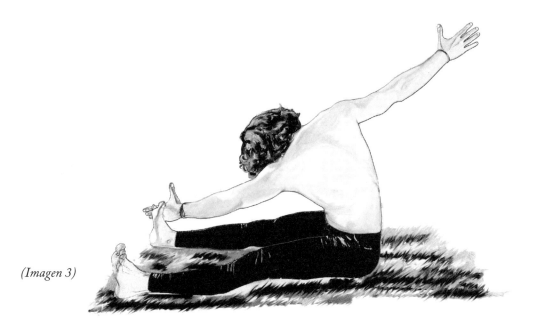

(Imagen 3)

Cisne

Repite esta secuencia de movimiento 6 veces.

Comenzamos a trabajar la extensión de la columna. Ayuda a estirar los músculos abdominales. Ejecutado correctamente recluta en conjunto a la musculatura posterior de tu cuerpo (la sensación que debes notar no es solo en la parte baja de la espalda, sino también en glúteos, isquiotibiales y parte posterior de los hombros).

Túmbate boca abajo con las piernas extendidas. Conecta talones, rodillas e isquiones, recoge el ombligo hacia adentro y hacia arriba. Apoya tus manos debajo de los hombros y coloca tus codos apuntando hacia arriba. (Imagen 1)

Inspirando eleva el pecho. Mantén tus caderas estables en el mat y los codos hacia el cuerpo, intenta acercarlos a las costillas. ¡Relaja los hombros! Estira el cuello desde la coronilla y no levantes la barbilla en exceso. Activa tus glúteos y no separes tus talones. Exhala volviendo a la posición inicial. (Imagen 2)

Debes ir progresivamente. Si te sientes algo incómodo, extiende menos la columna.

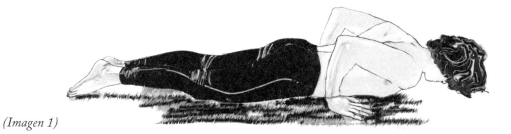

(Imagen 1)

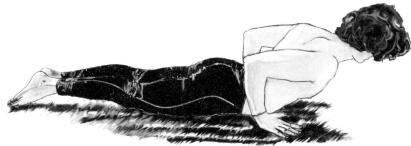

(Imagen 2)

Natación

Repite esta secuencia de movimiento 5 veces por lado.

Insiste en el trabajo de extensión de la columna. Fortalece glúteos, isquiotibiales (el grupo muscular de la parte posterior del muslo), lumbares, parte posterior de hombros y otros pequeños grupos musculares que tienen como función alargar la columna en extensión.

Túmbate boca abajo con los brazos extendidos hacia delante, manteniendo las manos separadas por el ancho de los hombros. Tus piernas deben permanecer extendidas (con tus talones conectados) y tu cadera estable en el suelo. Recoge tu ombligo hacia adentro y hacia arriba. Inspirando alarga, eleva y estira el brazo derecho y la pierna izquierda, manteniendo la cadera anclada al suelo. Eleva tu pecho un poco desde la acción de la parte posterior de tus hombros. (Imagen 1)

Exhala volviendo a la posición inicial. Inspirando, ejecuta el ejercicio con la pierna y el brazo contrario. Activa glúteos, isquiotibiales y tus hombros. ¡No solo debe trabajar la parte baja de tu espalda! (Imagen 2)

(Imagen 1)

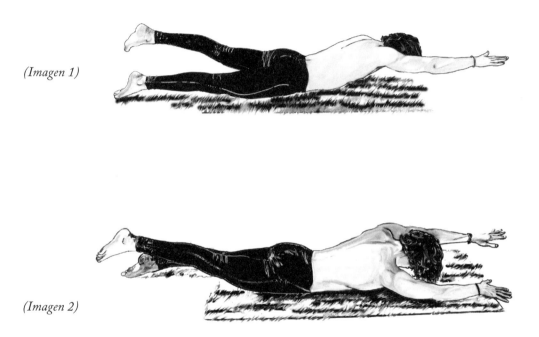

(Imagen 2)

Si notas molestias en la parte baja de tu espalda, trabaja el movimiento solo de piernas o solo de brazos; o bien trabaja en cuadrupedia (por ejemplo, para embarazadas en estado intermedio o avanzado de gestación).

Flexión lateral

Repite esta secuencia de movimiento 5 veces por lado.

Aumenta la flexibilidad, el control y el equilibrio. Trabaja la parte interior de los muslos y la estabilidad de hombros y brazos. Fortalece el abdomen.

Colócate tumbado de lado, con tus piernas extendidas y los pies apoyados en sus laterales, uno delante del otro. Coloca tu mano derecha en el mat en línea con la cadera y unos centímetros más allá de tu hombro. Recoge el ombligo hacia adentro y hacia arriba. Eleva la cadera y el brazo izquierdo hacia el techo. (Imagen 1)

Inspira en la posición inicial, y exhala llevando el brazo extendido al techo por debajo del hombro opuesto, realizando una ligera rotación del tronco. Inspira volviendo a la posición inicial. Mantén siempre la cadera elevada. (Imagen 2)

Si no te sientes estable o lo suficientemente fuerte, apoya el codo y el antebrazo en el mat.

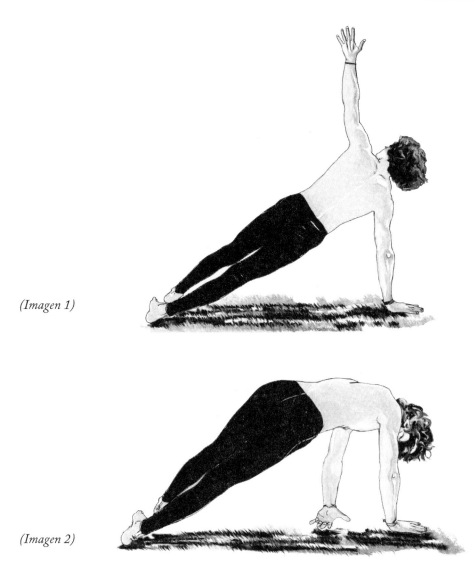

(Imagen 1)

(Imagen 2)

Posición de descanso

Estira la musculatura de la columna y los muslos. Es una postura de final de serie o de descanso entre ejercicios. Si en algún momento de la práctica necesitas parar, puedes adoptar esta posición.

Lleva la cadera hacia los tobillos, manteniendo las rodillas un poco separadas. Descansa el cuerpo sobre los muslos y la frente en el mat. Coloca los brazos a los lados del cuerpo. Estira tus pies. Relaja los hombros y el cuello. Para profundizar el estiramiento puedes cogerte los tobillos con las manos y acercar la cadera aún más a los talones. Respira profundamente. (Imagen 1)

Si te molestan las rodillas, apóyalas en un cojín y no acerques demasiado tu cadera hacia los talones. Si aún así te molestan evita esta posición. Si tus pies se acalambran, flexiónalos para luego volver a intentar estirarlos.

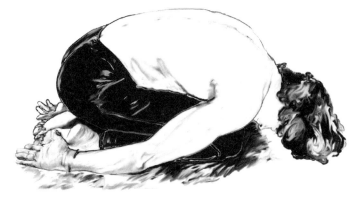

(Imagen 1)

Estiramiento de una pierna

Repite esta secuencia de movimiento 10 veces con cada pierna.

Este ejercicio trabaja los músculos abdominales.

Túmbate boca arriba. Flexiona el tronco de manera que las escápulas apenas queden en contacto con el suelo. Levanta la barbilla hacia el pecho y mírate el ombligo. Lleva una rodilla hacia el pecho y cógela con las manos. Extiende la otra pierna en 45 grados. Mantén tus codos abiertos. (Imagen 1)

Cambia la posición de piernas. Respira (inhala/exhala) con cada cambio. Procura siempre traer la rodilla hacia el cuerpo y extender lo máximo posible la otra. En este movimiento de las piernas, tus rodillas deben casi rozarse (evita que se abran hacia los lados). Mantén la vista fija en tu ombligo, no dejes que tu cabeza caiga hacia atrás. (Imagen 2)

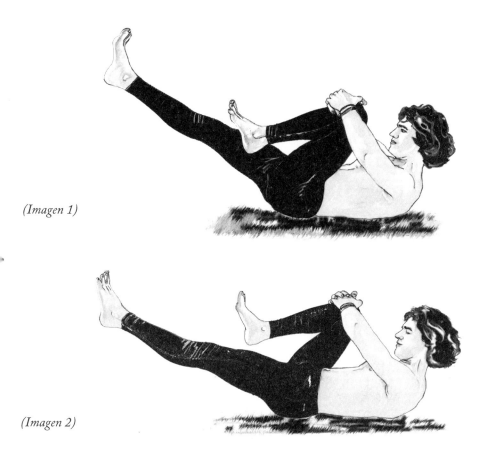

(Imagen 1)

(Imagen 2)

Si notas mucho estrés en tu cuello, lleva las manos detrás de la cabeza o coloca un cojín debajo hasta que puedas ejecutar el ejercicio correctamente. Si lo que se queja es la parte baja de la espalda, eleva un poco más tus piernas de manera que queden extendidas hacia el techo.

Estiramiento de las dos piernas

Repite esta secuencia de movimiento 10 veces.

Se consigue más fortalecimiento de los abdominales.

Túmbate boca arriba. Flexiona el tronco de manera que las escápulas apenas queden en contacto con el suelo. Lleva la barbilla hacia el pecho y mírate el ombligo. Abraza tus tobillos con las manos, presionándolos así contra tus glúteos. Mantén tus rodillas apenas separadas y los codos abiertos. (Imagen 1)

Exhalando extiende los brazos hacia arriba y hacia atrás, dejándolos cerca de las orejas y extiende completamente las piernas en 45 grados. Inspirando abraza los tobillos otra vez dibujando un círculo con los brazos para volver a la posición inicial. Mantén la barbilla hacia el pecho y la mirada en el ombligo. (Imagen 2)

Si notas mucho estrés en tu cuello, lleva las manos detrás de la cabeza o coloca un cojín debajo hasta que puedas ejecutar el ejercicio correctamente. Si sientes tensión en la parte baja de la espalda, eleva tus piernas de manera que queden extendidas hacia el techo.

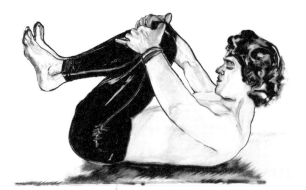

(Imagen 1)

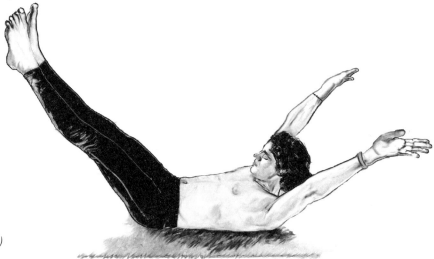

(Imagen 2)

Tijeras

Repite esta secuencia de movimiento 10 veces con cada pierna.

Fortalece el abdomen, trabaja la flexibilidad y la elasticidad de la parte posterior de las piernas.

Túmbate boca arriba. Flexiona el tronco de manera que las escápulas apenas queden en contacto con el suelo. Lleva la barbilla hacia el pecho y las piernas extendidas al techo. Mírate el ombligo. Cógete un tobillo con las manos mientras extiendes la otra pierna en 45 grados. (Imagen 1)

Inspira tirando la pierna hacia el cuerpo. Exhalando repite el trabajo con la otra pierna. Mantén tus piernas siempre estiradas totalmente y la vista en tu ombligo. (Imagen 2)

Si notas tensión en la parte baja de la espalda, no dejes que las piernas caigan demasiado hacia el suelo. Si sientes molestia en tu cuello, lleva las manos detrás de la cabeza o coloca un cojín debajo hasta que puedas ejecutar el ejercicio correctamente.

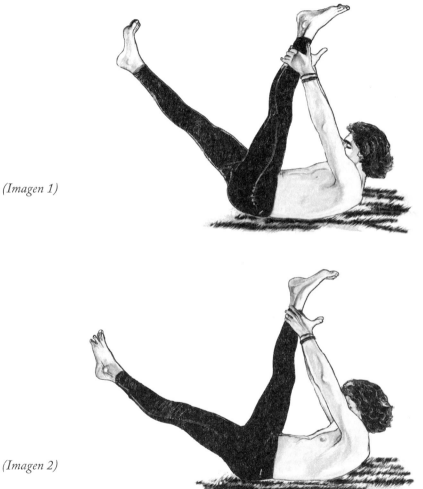

(Imagen 1)

(Imagen 2)

Elevación de piernas

Repite esta secuencia de movimiento 10 veces.

Potencia aún más el trabajo del abdomen.

Túmbate boca arriba. Flexiona el tronco de manera que las escápulas apenas queden en contacto con el suelo. Levanta la barbilla hacia el pecho, lleva la mirada a tu ombligo y las manos detrás de la cabeza. Eleva las piernas hacia el techo y mantenlas siempre extendidas. Conecta talones, rodillas e isquiones. (Imagen 1)

Exhalando, baja las piernas hacia el suelo. Inspirando, vuelve a elevarlas hacia el techo. Mantén la barbilla hacia el pecho, los codos abiertos con tus manos detrás de la cabeza y las piernas extendidas. Lleva el ombligo hacia la base de tu columna. (Imagen 2)

Si te resulta demasiado difícil, prueba flexionando las rodillas o bien realiza menos recorrido en el movimiento de piernas.

(Imagen 1)

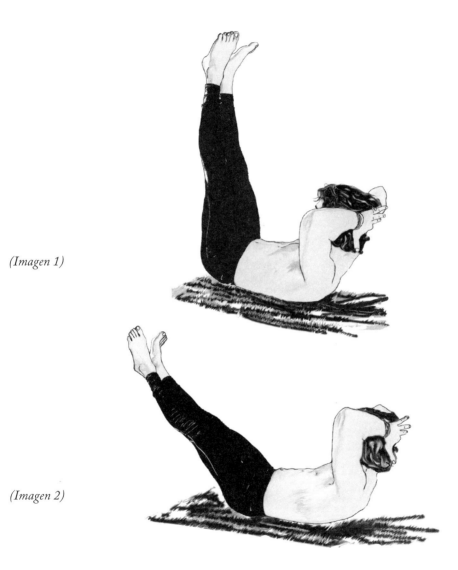

(Imagen 2)

Flexión y rotación

Repite esta secuencia de movimiento 10 veces por lado.

Fortalece los abdominales. En este ejercicio los oblicuos participan mucho por la rotación del tronco. Es también un gran trabajo de coordinación.

Túmbate boca arriba. Flexiona el tronco de manera que las escápulas apenas queden en contacto con el suelo. Lleva la barbilla hacia el pecho y coloca tus manos detrás de la cabeza. Extiende completamente una pierna en 45 grados y lleva la otra rodilla hacia el pecho. Lleva la axila hacia la rodilla contraria realizando una rotación del tronco. Mantén los codos abiertos y mira atrás. (Imagen 1)

Cambia la posición de piernas, rota el tronco hacia el otro lado, respirando con cada giro. Tus rodillas deben casi rozarse en estos movimientos de piernas. Céntrate en estabilizar la pelvis y evitar balancearte hacia los lados. (Imagen 2)

Si te resulta muy dificultoso coloca los pies en el suelo y eleva una rodilla alternadamente junto con la rotación de tronco.

(Imagen 1)

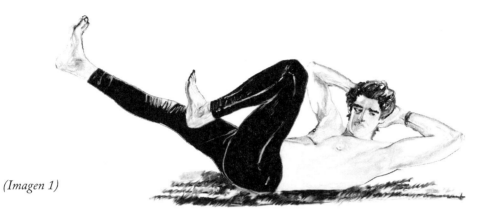

(Imagen 2)

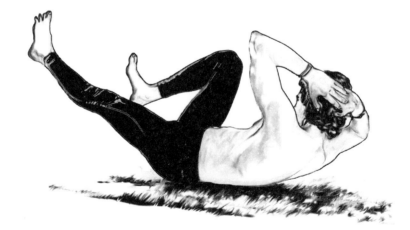

Bromista

Repite esta secuencia de movimiento 3 veces con cada pierna.

Este ejercicio representa un gran reto para los abdominales y el control de la articulación de la columna.

Siéntate con la pierna izquierda flexionada y el pie apoyado en el mat. Mantén la pierna derecha extendida de manera que tus dos rodillas estén en contacto. Estira los brazos en dirección al pie derecho. Conecta tus escápulas en la parte alta de tu espalda. Saca pecho y mantén tu espalda erguida ligeramente inclinada hacia atrás. Recoge el ombligo hacia adentro y hacia arriba. (Imagen 1)

Inspirando eleva los brazos hacia arriba. Expulsando el aire comienza a rodar tu espalda hacia atrás apoyando tu columna en el mat vértebra a vértebra. Presiona una rodilla contra la otra y mantén tu pierna derecha completamente estirada. Aleja tus hombros de las orejas. (Imagen 2)

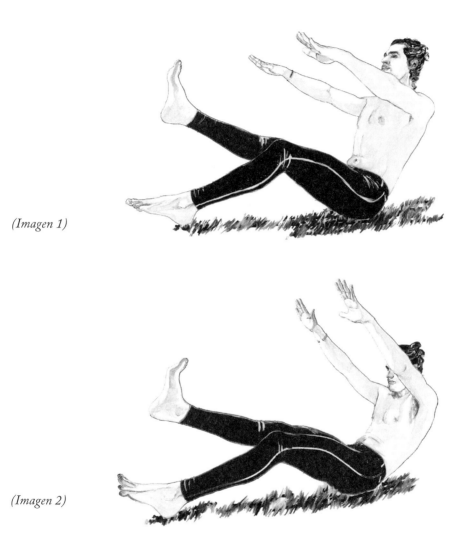

(Imagen 1)

(Imagen 2)

Una vez que toda tu espalda esté apoyada sobre el mat, deja caer los brazos hasta la altura de las orejas mientras vuelves a tomar aire. Relaja los hombros y lleva la mirada a tu ombligo. Exhalando elévate de nuevo hasta volver a la posición de inicio desde la acción de tus músculos del abdomen. Cambia la posición de las piernas y repite la secuencia. (Imagen 3)

Si te resulta demasiado difícil, prueba con las dos piernas flexionadas y/o ayúdate agarrándote de tus piernas con tus manos.

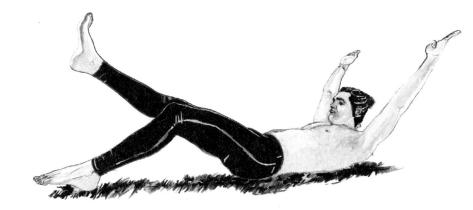

(Imagen 3)

Esta secuencia de movimientos tonifica muslos y glúteos. Trabaja la coordinación, la flexibilidad, la consciencia corporal y la estabilidad. Son ejercicios encadenados, por lo que primero los ejecutaremos de un lado para luego pasar al otro (con una transición que los enlaza de manera dinámica). Si quieres agregar dificultad, puedes usar lastres con pesos atados a tus tobillos.

Delante y atrás
Repite esta secuencia de movimiento 10 veces.

Túmbate sobre tu lado derecho del cuerpo. Lleva la mano derecha detrás de la cabeza (si esto te resulta incómodo o molesto para tu cuello, descansa la cabeza sobre tu brazo derecho extendido) y apoya la mano izquierda frente al pecho o las costillas. Presiónala contra el mat con tus dedos separados. Mira hacia el frente. Tu codo, hombros y caderas deben estar en la misma línea, mientras que tus piernas estiradas deben estar un poco adelantadas. Intenta que tu espalda no caiga hacia atrás. Activa tu centro. Tu pie derecho debe mantenerse muy firme en el mat. (Imagen 1)

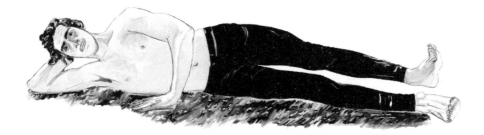

(Imagen 1)

Eleva tu pierna izquierda a la altura de la cadera e inspirando patea con la pierna extendida hacia delante. No balancees la cadera. Mantén tu mano de apoyo firme en el mat. Recoge tu ombligo hacia la base de la columna. (Imagen 2)

Lleva la pierna izquierda extendida hacia el talón derecho. Exhalando patea ligeramente hacia atrás. Mantente estable. (Imagen 3)

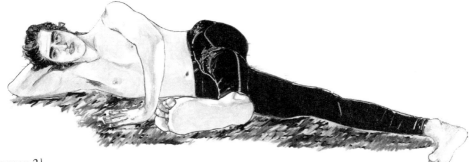

(Imagen 2)

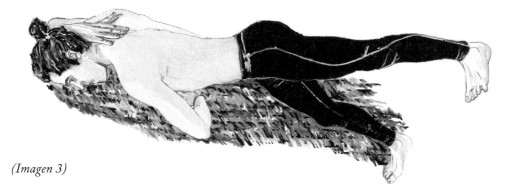

(Imagen 3)

Arriba y abajo
Repite esta secuencia de movimiento 10 veces.

Desde la posición anterior, tumbado de lado, junta tus talones y gira tu pie izquierdo hacia el techo. Recuerda la alineación y mantén estable tu centro. Inspirando eleva tu pierna izquierda hacia el techo todo lo que puedas. Mantén la pierna extendida y tu abdomen activo. (Imagen 1)

Exhalando vuelve a descender la pierna estirada hasta que se toquen los talones nuevamente. Conserva tu pie izquierdo mirando hacia el techo. Durante la ejecución de estos movimientos tu espalda no debe caer hacia atrás. Activa tu abdomen. (Imagen 2)

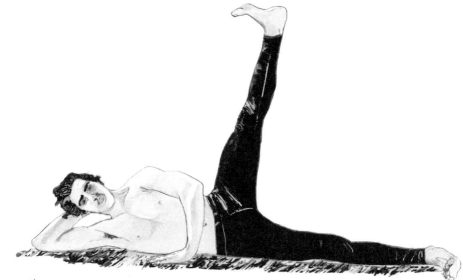

(Imagen 1)

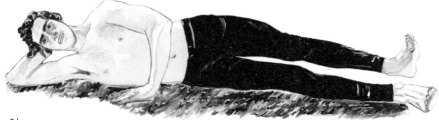

(Imagen 2)

Círculos

Repite esta secuencia de movimiento 10 veces en cada sentido.

Conserva tu posición lateral y coloca un talón sobre el otro. Gira tu pie izquierdo hacia el techo. Mantén la alineación. Tu mano izquierda debe estar firmemente apoyada en el mat y tu abdomen activo. (Imagen 1)

Comienza a realizar pequeños círculos con tu pierna izquierda extendida y tu pie girado hacia arriba. Tu pie derecho debe mantenerse firme en el mat, lo que te aportará mayor estabilidad. Realiza estos círculos llevando tu pie izquierdo hacia delante y hacia atrás con respecto al talón del pie derecho. Tus talones deben casi rozarse durante la ejecución del movimiento. Respira con el movimiento. Lleva la vista al frente. Cambia el sentido del círculo cuando hayas completado las repeticiones. (Imagen 2)

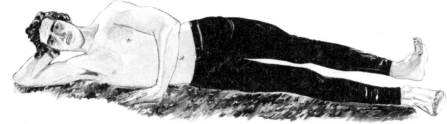

(Imagen 1)

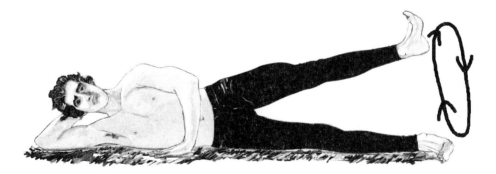

(Imagen 2)

Passé

Repite esta secuencia de movimiento 5 veces en cada sentido.

Desde la posición lateral vuelve a estabilizarte y conecta los talones. Revisa tu alineación, recuerda que codo, hombro y cadera apoyados en el mat deben estar en la misma línea y tus piernas estiradas un poco adelantadas. Gira el pie izquierdo hacia el techo. Activa tu centro. (Imagen 1)

Inspirando eleva la pierna izquierda hacia arriba todo lo que puedas. Mantén la pierna extendida y el abdomen activo. (Imagen 2)

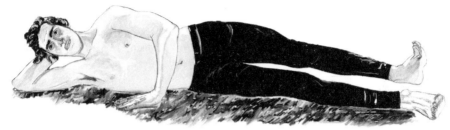

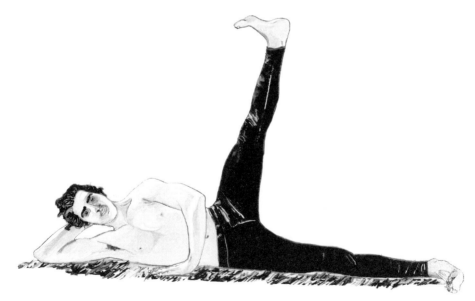

(Imagen 2)

Exhalando flexiona la pierna izquierda llevando la rodilla hacia el hombro. Tu mano de apoyo debe mantenerse firme y tu pie derecho estable sobre el mat. (Imagen 3)

Apoya tu pie izquierdo sobre la parte interna del muslo derecho y deslízalo por la pierna hasta que se junten tus talones otra vez. Tu rodilla izquierda tiene que mantenerse «mirando» hacia el techo durante todo el movimiento. (Imagen 4)

Una vez que cumplas con las correspondientes repeticiones cambia el sentido del movimiento e invierte el ciclo de la respiración.

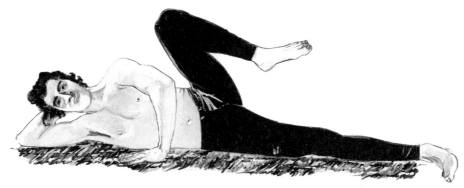

(Imagen 3)

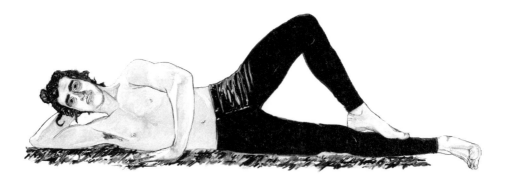

(Imagen 4)

Parte interna del muslo: arriba y abajo
Repite esta secuencia de movimiento 10 veces.

Conservando tu posición de lado, toma tu pie izquierdo por detrás del talón con tu mano izquierda y apóyalo en el mat frente a tus caderas. La rodilla izquierda debe estar «mirando» hacia arriba (si esta posición te resulta muy incómoda, deja caer la rodilla izquierda hacia el mat, cruzando tu pierna izquierda en flexión sobre tu pierna derecha extendida). Conserva tu alineación. Conecta tus escápulas en la parte alta de tu espalda. Activa tu abdomen. (Imagen 1)

Inhalando eleva tu pierna derecha hacia arriba todo lo que puedas. Mantén la pierna completamente extendida, tu espalda recta y la vista al frente. Exhalando desciende la pierna hasta que tu pie derecho casi toque el mat. (Imagen 2)

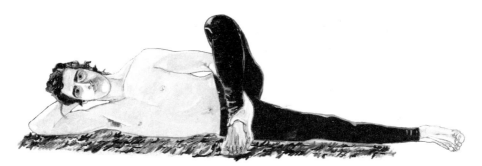

(Imagen 1)

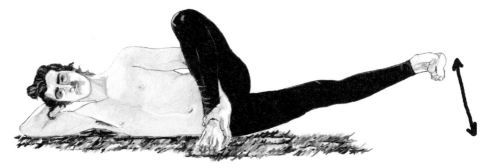

(Imagen 2)

Parte interna del muslo: círculos

Repite esta secuencia de movimiento 10 veces en cada sentido.

Vuelve a alinearte en la posición anterior, con tu pie izquierdo apoyado en el mat y tu mano izquierda sosteniéndolo desde detrás del talón. Conecta tus escápulas y activa tu centro. (Imagen 1)

Comienza a realizar grandes círculos con tu pierna derecha. Mantén estable la cadera y tu vista al frente. La pierna debe estar completamente estirada y activa. Respira con el movimiento. (Imagen 2)

Una vez que hayas cumplido con las repeticiones invierte el movimiento.

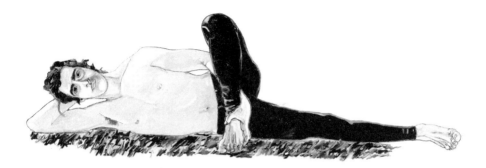

(Imagen 1)

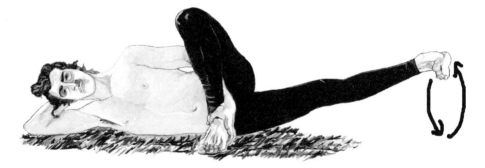

(Imagen 2)

Golpeteo

Repite esta secuencia de movimiento 20 veces.

Esta es la transición para enlazar los ejercicios de la serie de piernas. Primero ejecutas los ejercicios tumbado sobre tu lado derecho y luego lo harás tumbado sobre tu lado izquierdo: lado derecho – transición – lado izquierdo.

Túmbate boca abajo. Apoya las manos en el mat dejándolas debajo de la frente. Conecta tus talones y activa tus glúteos. Recoge el ombligo hacia adentro y hacia arriba. Relaja los hombros. Eleva tus dos piernas, extendidas, lo más que puedas, separando las rodillas del suelo. (Imagen 1)

Inhalando abre las piernas hasta que tus talones estén separados por la distancia de tus hombros, aproximadamente. Aleja tus hombros de las orejas. Mantén tus piernas activas, especialmente tus glúteos. Recoge el ombligo hacia adentro. Exhalando vuelve a cerrarlas hasta que los talones vuelvan a tocarse. El movimiento debe ser enérgico. (Imagen 2)

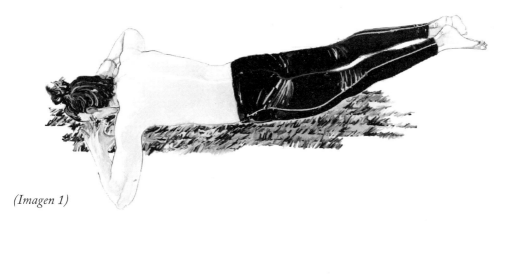

(Imagen 1)

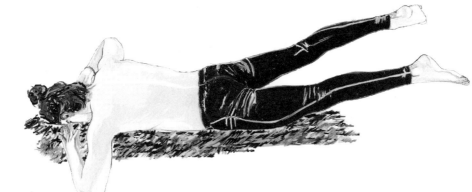

(Imagen 2)

Sentadillas

Realiza 4 series de 20 repeticiones.

Probablemente sea el ejercicio más completo para fortalecer y tonificar piernas, aunque sus beneficios no se limitan solo a estas. Si quieres agregar dificultad puedes trabajarlas con peso (una barra con discos o unas mancuernas) o bien hacerlas con saltos. Entre series descansa 1 minuto.

Ponte de pie. Cruza los brazos sobre el pecho (también puedes llevar las manos detrás de la cabeza o extender los brazos al frente). Separa los pies por el ancho de tus caderas o poco más. Lleva tu pelvis ligeramente hacia delante y activa tu abdomen. Relaja tus hombros, conecta tus escápulas y mira hacia el frente. (Imagen 1)

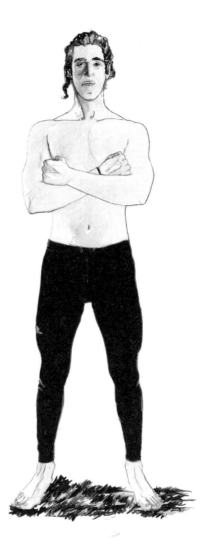

(Imagen 1)

Inspirando flexiona las piernas llevando la cadera hacia atrás, hasta que tus muslos queden paralelos al suelo (si lo prefieres y eres capaz puedes hacer la sentadilla más profunda). Mantén la vista al frente y tu abdomen activo. Exhalando vuelve a la posición inicial. Procura que tus rodillas no se separen ni se acerquen demasiado. Intenta alinear tus pies, rodillas y cadera. (Imagen 2)

Si no te sientes seguro al realizar este ejercicio, prueba apoyando tus manos en una silla, lo que te aportará estabilidad y soporte.

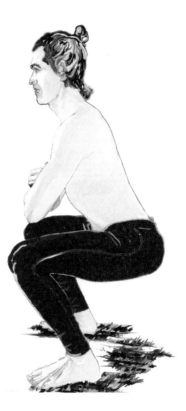

(Imagen 2)

Flexiones de brazos

Realiza 4 series de 15 repeticiones.

Fortalece y tonifica brazos, hombros y pectorales. Trabaja la estabilidad del centro del cuerpo. Si buscas más reto para los músculos de tu tren superior, intenta hacer un aplauso entre repeticiones. Descansa 1 minuto entre series.

Adopta posición de plancha, es decir, apoya las manos debajo de los hombros con tus brazos extendidos. Mantén tu cuello largo, la espalda recta y las piernas extendidas, apoyando los dedos de los pies en el mat (separa los pies por el ancho de la cadera). Activa tu abdomen. (Imagen 1)

Inspirando flexiona tus brazos de manera que tu pecho esté a punto de tocar el mat. Mantén la postura de cuello, espalda y piernas. Recoge el ombligo hacia adentro. Exhalando extiende los brazos hasta volver a la posición de inicio. El cuerpo debe moverse en bloque, manteniendo una línea recta desde la coronilla hasta los talones. (Imagen 2)

Si esto te resulta demasiado difícil, apoya tus rodillas en el mat manteniendo tus pies en contacto con el suelo.

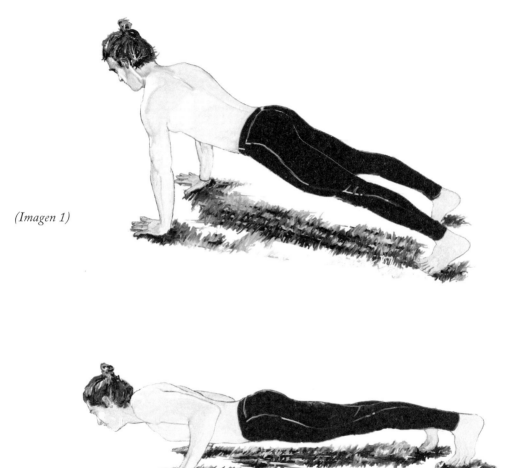

(Imagen 1)

(Imagen 2)

Vertical
Realiza 3 series.

Para realizar este ejercicio vamos a ayudarnos con una pared. Representa un gran trabajo para tus hombros y brazos. Así mismo, requiere mucho control y fuerza del centro del cuerpo. Es un ejercicio isométrico, por lo que vas a sostener la postura unas 10 respiraciones completas para luego volver a repetir, descansando un minuto entre series.

Ponte de pie de espaldas a la pared (a un metro de distancia). Flexiona tus piernas, llevando tu cadera cerca del suelo. Afirma las manos en el mat, separándolas por el ancho de los hombros y presiónalas contra el suelo (separando y extendiendo los dedos). Mantén tus brazos completamente extendidos. Relaja la cabeza. Coloca un pie en la pared, a menos de un metro de altura. Activa tu abdomen y brazos y coloca el otro pie más arriba. «Camina» la pared hasta que tus piernas queden extendidas. Activa tu centro. Con precaución, si puedes, acerca tus manos hacia la pared hasta que todo tu cuerpo quede en posición vertical. Mantén la mirada en el espacio que hay entre tus manos, presionando tus palmas contra el suelo. Recoge el ombligo hacia adentro. Respira.

Con cautela vuelve a alejar tus manos de la pared y cuando lo creas conveniente «camina» la pared con tus pies para regresar a la posición inicial. (Imagen 1)

Este ejercicio requiere mucha práctica y pericia, por lo que puedes comenzar apoyando tus pies sobre una silla y elevando la cadera lo más que puedas. Si aún así te resulta difícil, prueba apoyando también tus antebrazos en el suelo. Toma todas las medidas necesarias para tu seguridad.

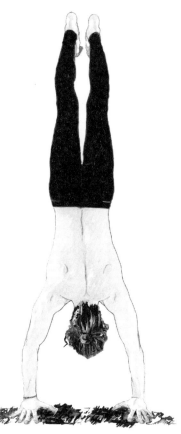

(Imagen 1)

Dominadas
Realiza 4 series de 5 repeticiones.

Fortalece tu espalda y tus brazos. Necesitarás una barra horizontal colocada en altura que pueda soportar tu peso con seguridad. Si quieres un trabajo más exigente, incrementa el número de repeticiones.

Ponte de pie frente a la barra y sujétala firmemente con tus manos, separadas algo más que el ancho de tus hombros. Activa tu centro e inspirando cuélgate. Mantén tus talones juntos y la vista al frente o hacia la barra. (Imagen 1)

Exhalando levántate tirando con tus manos desde la barra hasta que tu barbilla pase por encima de esta. Con movimiento controlado vuelve a descender mientras inspiras, hasta que tus brazos queden completamente extendidos. (Imagen 2)

Este ejercicio requiere mucha fuerza, por lo que puedes comenzar a hacerlo apoyando tus pies en una silla y compensando el esfuerzo mediante el empuje de tus piernas. Toma todas las medidas necesarias para tu seguridad.

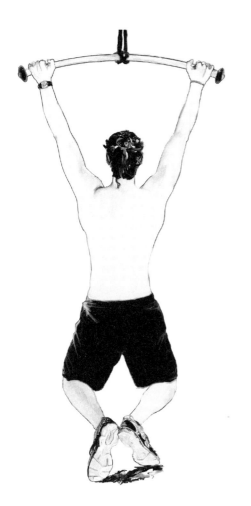

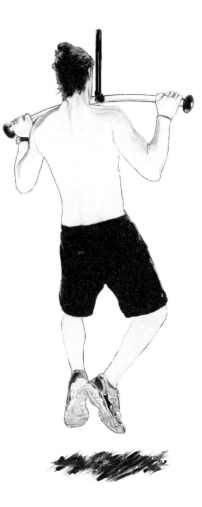

(Imagen 1)

(Imagen 2)

Agradecimientos

La realización de este libro está ligada al trabajo de mucha gente. Hubiese sido imposible llevar a cabo esta tarea sin la colaboración, el apoyo y la influencia de ciertas personas o experiencias vividas.

Gracias a Patricia Soler Vico, Diego de Castro Salau, Ximel, Matthias Lehmann, Gideon Avrahami, Hernán Compá y Vivian Leila Campillo López, Sandra Shanti, Fabián Lisboa Garroni, Kilian Abdul Jalil, Nina Adams, Javier Guillermo, Ramiro Guevara, Inés Torrens, mis colegas de trabajo, mis clientes, mi familia y mis amigos.

Agradezco especialmente a Martina Ros Solé, y a Rosa Rey y la gente de Lectio Ediciones, por creer en este proyecto.

A todos ellos, muchísimas gracias.